AF319112

LA VÉRITÉ

SUR

LE CHOLÉRA

PAR

Le Docteur ROCHU

Plus de peur que de mal.

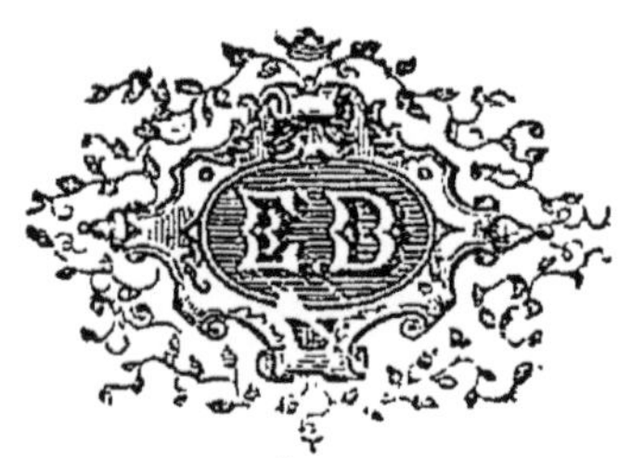

PARIS

E. DENTU, LIBRAIRE-ÉDITEUR

PALAIS-ROYAL, 15-17-19, GALERIE D'ORLÉANS

—

1884

LA VÉRITE

SUR LE CHOLÉRA

PARIS

IMPRIMERIE DE G. BALITOUT ET Cᵉ

7, rue Baillif, 7.

LA VÉRITÉ

SUR

LE CHOLÉRA

PAR

Le Docteur ROCHU

Plus de peur que de mal.

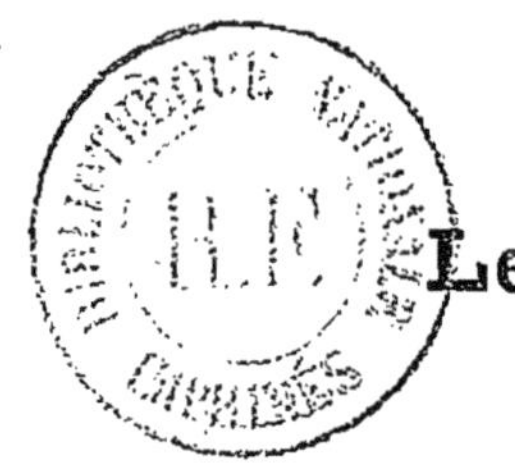

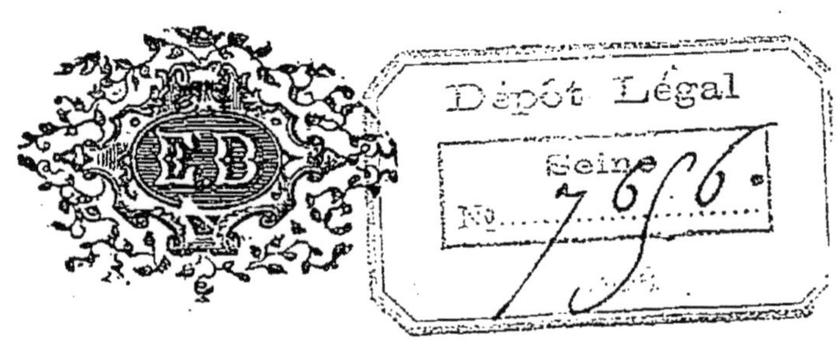

PARIS

E. DENTU, LIBRAIRE-ÉDITEUR

PALAIS-ROYAL, 15-17-19, GALERIE D'ORLÉANS

1884

LA VÉRITÉ SUR LE CHOLÉRA

On a écrit depuis quelques jours et fait tant de choses idiotes par rapport à cette épidémie, que je ne peux résister au désir de faire connaître ce qu'elle a été, ce qu'elle est aujourd'hui.

Je veux donc, me préoccupant peu de ce que prétendent certains maîtres de la science, réduire à sa plus simple expression un mal qui est peut-être moindre que ceux qui, chaque année, viennent visiter notre bonne ville de Paris sans qu'elle s'en émeuve.

Et d'abord je dirai, pour bien me faire comprendre,

sous quelle forme se présentait le mal affreux qui, en 1832, nous arrivait du Nord. A cet effet, je m'approprierai les notes d'un vieux docteur qui l'étudia sur trois places différentes, et en comparant les invasions du fléau, qui s'est présenté chaque fois sous des formes différentes, on arrivera à comprendre que l'erreur du docteur Fauvel « n'était peut-être pas une erreur ».

Il s'exprime ainsi :

« J'ai vu Paris désolé, sombre, mais sans épouvante. Cependant, presque tous les individus atteints étaient voués à une mort certaine et il y avait une moyenne de huit cents décès par jour.

» Les hôpitaux étaient remplis et on avait établi dans presque toutes les rues des ambulances sous les portes cochères.

» Les morts étaient enlevés la nuit, et, sauf quelques exceptions, ils étaient placés par dix dans des tapissières qui les conduisaient directement au champ de repos.

» Chacun faisait son devoir : les secours ne firent pas défaut, riches et pauvres restèrent à leur poste.

» La maladie était pourtant affreuse.

» Elle se manifestait par des crampes, des coliques et la diarrhée, qui causaient d'horribles souffrances ; en quelques heures le malade était envahi par la cyanose. Cette figure d'un violet noir, encadrant des yeux dont les globes blancs ressortaient démesurément, avait quelque chose d'effrayant.

» A ce moment, toute souffrance disparaissait, le moribond avait toute sa connaissance et se croyait guéri. Une demi-heure plus tard, il avait cessé de vivre.

» Les essais de traitement que nous fîmes alors furent des frictions avec l'alcool, et on confectionna un grand nombre de récipients en fer-blanc de trois centimètres d'épaisseur ayant la courbure de l'abdomen et le couvrant en entier ; on les remplissait d'eau chaude et on les plaçait sur le malade. Mais comme ce secours, si toutefois il eût pu être utile, arrivait toujours trop tard, on finit par ne plus s'en servir et l'Hôtel-Dieu fut bien plus un dépôt de cadavres qu'un lieu de secours.

» On essaya un peu de tout, mais sans succès, et, pour mon compte, je n'ai pu constater de réellement utile dans cette maladie, qui se caractérise par un refroidissement général aidant *un agent inconnu* qui opère la décomposition du sang, que les moyens d'empêcher ce refroidissement à l'aide de frictions énergiques d'huile camphrée, en maintenant le calorique sous un amas de couvertures, puis, comme moyens internes, quand il est possible de les administrer, ceux qui s'emploient dans les maladies intestinales, en les modifiant suivant le tempérament du malade.

» Un peu plus tard, la terrible épidémie ravageait Marseille ; mais là une partie de la population avait fui et campait sur les hauteurs environnantes. L'abandon de la ville se justifiait, par cette raison que le port, ainsi que beaucoup de rues, présentaient des foyers d'infection.

» Si les endroits malsains ne créent pas les épidémies, il est certain qu'ils sont leur lieu d'asile et qu'elles s'y développent. Aussi, sur le quai du port, non loin du lazaret, ai-je vu en plein midi trois cadavres, résultat d'attaques foudroyantes, et qui restèrent là plusieurs heures avant d'être relevés. Je les regardai attentivement et je constatai que déjà il y avait une différence d'avec l'épidémie de Paris 1832.

» La cyanose était moins accentuée. Peut-être l'ivrognerie et un soleil donnant sur ce quai 45 à 50 degrés avaient-ils joint leur apport à ces cas foudroyants, il est permis de le croire.

» A quelque temps de là, je me trouvais à Lisbonne, où le choléra avait fait son apparition ; il y fit peu de ravages, et son caractère y fut encore différent, la cyanose était bien moins accentuée. »

Je m'arrête à cette citation pour prendre la situation de l'épidémie actuelle.

Un optimiste pourrait presque poser cette question :

Le choléra asiatique est-il à Paris? Fauvel l'aurait nié, et si nous voulons le comparer à celui de 1832, il serait permis de répondre négativement.

Le choléra actuel est un choléra amoindri et qui, en nous visitant pour la quatrième fois, a perdu la plus grande partie de sa force. Si, en 1834, il fut revenu dans notre capitale, il n'en eût pas même été fait mention. Je ne sais s'il ne pourrait pas être dit que depuis bien des années nous avons, de temps en temps, des cas de choléra isolés, et qu'il faut s'attendre à ce que ce fléau, passant à l'état de simple maladie, ne prenne son droit de cité chez nous, sans que pour cela la mortalité soit plus considérable.

De véritable choléra, nous ne devrions compter que les cas foudroyants ou, au moins, ceux contre lesquels la science ne peut rien, ceux qui nous rapprochent le plus des exemples de 1832.

D'autre part, je crois qu'il serait prudent de ne porter à son actif que les décès qui lui sont bien dus. Nombre d'affections qui lui sont étrangères ont emprunté à l'épidémie quelqu'un de ses dehors et, sans se préoccuper des accidents cérébro-spinaux ou intestinaux, on donne le nom de choléra à un ensemble de symptômes et signes qui ressortissent à deux et plusieurs affections. C'est là une rencontre qui grossit les chiffres de la statistique.

Que le médecin soit effrayé ou que son absence laisse à un profane le soin de poser le diagnostic, et voilà presque une erreur. D'autres fois, le médecin est trop facilement porté à ajouter foi au récit du malade ou de la famille, et la vérité reste cachée. En face d'une scène obscurcie par un malade inconscient, tant il est hors de lui, il faudrait une investigation expérimentée, à sang-froid, dont tiennent parfois lieu une série de questions émues : on peut, d'après cela, mettre en doute la précision des statistiques. On peut, étant donné l'exactitude de ce que j'avance, se demander combien de décès doivent être attribués justement au choléra. On doit dès lors conclure à la bénignité de ce fléau et il est facile de s'expliquer le pourquoi de cette bénignité.

Les conditions dont bénéficie Paris à la suite des grands travaux qu'on y a faits sont toutes différentes de celles de 1832, par exemple. Et si le choléra a diminué d'intensité au fur et à mesure du nombre de ses apparitions, il faut ajouter à cette décroissance les garanties que donnent les améliorations connues, et qui, en augmentant toutes de nombre chaque année, éloigneront de plus en plus les maladies épidémiques.

De plus, le développement de l'instruction fait que celui qui la met à profit évite les excès et utilise les moyens que la science donne pour la conservation du corps : une partie des maux qu'a créés une civilisation fausse seront annihilés.

Une des causes d'épouvante qui ont suivi le choléra depuis les effroyables ravages de 1832 a été la crainte de la contagion.

Cette contagion est-elle aussi sérieuse que le public semble le croire ?

Evidemment non.

Le choléra est contagieux, on ne saurait le nier. Mais la fièvre typhoïde l'est autant que lui. L'angine diphthérique et la variole noire le sont bien davantage.

Donc, il faut dire que c'est le nom bien plus que la maladie qui effraie le public, et cela est d'autant plus exact que les cas de choléra sérieusement contagieux sont dans des proportions *très-restreintes*, et que, tout en disant que le choléra est contagieux, je dois faire cette réserve que pour bon nombre de sujets il ne l'est point.

En 1832, un interne de l'Hôtel-Dieu coucha dans les lits mortuaires des cholériques et ne fut pas atteint. Le docteur Poirson, alors élève interne à la Salpêtrière, et Chantrel furent continuellement en contact avec les malades et y vécurent aussi bien que dans le milieu le plus pur ; j'en passe et des meilleurs.

Mais par contre, des vieillards, des tempéraments épuisés, des intempérants seront sans force pour repousser les attaques du fléau.

La malpropreté et la misère suivront en courant les mêmes dangers.

Dans ces conditions, il est permis de croire à l'existence de foyers capables de centraliser l'épidémie, mais non de la créer : c'est une opinion à laquelle on ne saurait sérieusement s'arrêter.

Les causes premières de la peste, du choléra, du croup, de la variole, sont toutes sans solution connue.

La science s'est, jusqu'à ce jour, usée pour les connaître, sans y réussir.

On sait que les contagions se développent dans les lieux malsains, que la misère les attire, que l'air pur et certains agents chimiques les repoussent, mais ne luttent pas toujours victorieusement contre le mal, qui, très-exceptionnellement il est vrai, va prendre une victime dans un milieu où tout semble préparé pour éloigner la contagion.

Le germe de cette contagion, nous ne le connaissons point ; nous n'avons pu encore le prévenir, et nous restons muets en face de ces coups de foudre qui jettent la panique dans une population. Quant au microbe, autour duquel on a fait tant de bruit, si je ne puis lui refuser l'existence, je puis au moins lui dénier les « capacités » qu'on s'est plu à lui attribuer. Nous savons de lui qu'il est une algue inférieure, un protoorganisme végétal, et qu'il se développe en temps d'infection cholérique. Il existe, d'après les belles études micrographiques faites, dans l'intestin, mais on ne l'y trouve que quand cette partie de l'appareil digestif a été modifiée d'une façon particulière, spéciale, et qui reste encore à bien connaître, je pourrais dire : qu'il importe surtout de déterminer. Il est difficile d'accuser cet infiniment petit de créer le choléra. Incriminons-le comme effet, oui ; mais comme cause, jamais.

Malmstein aurait pu tout aussi bien, le jour où il a découvert la paramécie du colon dans les selles de deux diarrhéiques rebelles, lui attribuer la causalité de ces diarrhées.

Terrible instrument que le microscope en ce qu'il permet de voir bien des petites choses !

Que va devenir cette épidémie ? Il n'est pas permis d'escompter les progrès du décroissement que nous constatons. Plus la température baissera, plus diminuera le nombre et des entrées aux hôpitaux et des décès, non parce que l'épidémie ne peut se développer pendant le grand froid, mais parce que le froid empêche les émanations malsaines et les fermentations délétères. Mais vienne une variation atmosphérique, insensible ou brusque, nous verrons remonter peu à peu ou brusquement le nombre des cas malheureux. Donc pas de peur, mais pas de forfanterie.

C'est déjà trop d'avoir donné prise, comme on l'a fait, à la terreur. Bien coupables sont ceux qui, de gaieté de cœur ou sans réflexion, ont contribué à créer l'affolement actuel, car, en dehors de la panique et des nombreux départs qu'elle a amenés, on ne saurait croire, même en se l'exagérant, quel préjudice immense les racontars ont causé à toutes les branches du commerce et de l'industrie. L'étranger craintif est parti, bien des familles ont fui et l'année se passera sans que les affaires reprennent.

A ce propos, je n'hésite pas à affirmer que l'Administration a commis une faute en interdisant la foire de Montmartre. Une agglomération d'individus, telle qu'elle se serait produite au boulevard extérieur, à cette époque de l'année, est moins à craindre que les exhibitions, tant artistiques soient-elles, en lieux clos, des cafés-concerts et des théâtres, où les roses s'effeuillent si vite et où tous les parfums sont, au bout d'une demi-heure, remontés au ciel. En présence de ce qui s'est passé le 14 juillet, pas n'était besoin de prendre une mesure au moins inutile, sinon capable d'augmenter la peur.

L'Administration est en général composée d'hommes d'élite, c'est donc à bon droit qu'on peut attendre d'elle calme et sang-froid.

Une bonne mesure, par exemple, à prendre serait la suivante :

En 1832, tout cholérique était perdu ; aujourd'hui, il n'en est plus de même.

Beaucoup d'individus, ai-je dit, sont portés sur la

liste fatale qui étaient atteints d'une affection à marche
sourde ou lente à laquelle l'épidémie vient apposer
son cachet particulier. Il faudrait établir là, grâce à
une investigation prudente, une distinction qui em-
pêchât d'englober sous la dénomination de cholériques des malades qui n'en sont pas vraiment. Le
public, mieux renseigné, trouverait là un sujet de tran-
quillité qui aurait sa valeur.

Y a-t-il un moyen de prévenir le choléra?

Je n'oserais l'affirmer, mais je recommande un
mode de traitement dont se trouvent bien toutes les
personnes qui l'ont suivi.

Le but est celui-ci : maintenir l'organisme dans les
conditions qui se rapprochent le plus de son fonctionnement normal : — faire en sorte que le choléra,
cette maladie générale dans laquelle on ne trouve
aucune altération anatomique localisée, détermine le
moins possible cette dépression qui est la caractéris-
tique de son apparition, — permettre à l'appareil céré-
bro-spinal de suivre son fonctionnement régulier.

Pour cela faire, je condamne absolument tout usage
intempestif de laudanum ou autre préparation opia-
cée, et prie qu'on laisse au docteur le soin de déter-

miner la dose et surtout s'il y a raison d'emploi. Je
condamde tout appel au charbon, à la magnésie ou à
tout corps absorbant, etc.

Appliquez autour des reins et de l'abdomen une
ceinture de flanelle. Avant les repas, prenez un verre à
Bordeaux de vin de quinquina *non sucré*. Cet amer
rappellera, par une excitation passagère, les glandes
salivaires stomacales et autres à leur fonctionnement
habituel.

Mangez comme d'habitude, modérément ; votre digestion ne s'en fera que plus facilement. Si vous avez
eu quelques accidents du côté du foie, diminuez la
quantité de viande ; par ce temps d'épidémie, il faut
éviter d'augmenter le flux biliaire. Si vous éprouvez
quelque difficulté pour votre digestion, prenez deux
cuillerées à bouche de la préparation amère suivante :

Gentiane............	15 grammes.	
Aunée officinale......	15	—
Angélique...........	15	—
Açore odorant.......	15	—

Faire macérer trente-six heures dans un demi-litre
de rhum.

Si vous avez l'habitude de prendre des liqueur

fortes, continuez, mais en modérant, car à chaque excitation alcoolique succède fatalement une période de dépression pendant laquelle l'organisme cesse de fonctionner comme à l'état ordinaire.

Evitez les travaux trop rudes (mais continuez à agir), en évitant les repos prolongés, les refroidissements, les indigestions, etc., etc., toutes choses qui amènent forcément la dépression du système nerveux et, par suite, cette suffusion séreuse qui est une des suites les plus dangereuses de la maladie.

Aérez vos appartements le plus possible.

S'il se passe en vous quelque chose d'insolite, faites, sans effroi, prévenir le docteur et, en attendant sa venue, exécutez la prescription suivante :

1° Laudanum Rousseau.....	6 gouttes	
Alcoolature de mélisse....	25 gouttes	
— de menthe....	5 gouttes	
Infusion de feuilles d'oranger	100 gr.	
Sirop digitale.......	}	
— aconit........	} àà	15 gr.

F. S. A. potion, par cuillerée à bouche de demi-heure en demi-heure, soit pure, soit mélangée à une tasse d'infusion de têtes de camomille.

2° Frictions (le long de la colonne vertébrale) avec de la flanelle imbibée de la mixture dont ci-contre est la formule :

> Huile camomille camphrée   30 gr.
> Éther sulfurique..........   15 gr.
> F. pour mixture

3º Couvertures chaudes aux pieds et autour du bassin.

Faut-il préférer la bière au vin? l'eau minérale à l'eau simple? l'eau bouillie à l'eau naturelle?

La bière est une boisson fermentée à laquelle notre estomac n'est pas habitué, et qui ne vaut pas l'eau simple.

L'eau minérale est chargée de matières salines auxquelles nous ne faisons appel qu'en cas de besoin et déterminé par un médecin.

Pour le moment, nous n'avons aucune raison de choisir ce mélange lourd, indigeste, à l'exclusion de l'eau naturelle. Quant au vin, pour rien au monde, j'en suis certain, un microbe ne consentirait à y vivre, on peut le boire sans crainte.

L'eau que nous avons à Paris, venant de la Vanne et de la Dhuis, peut-elle nous apporter le choléra? Assurément non. C'est l'avis de tous ceux, docteurs ou hommes de science, qui en savent la composition.

Faut-il la soumettre à l'ébullition? Pas davantage.

Si la nature a voulu que l'eau ne soit potable qu'à la condition de contenir de l'air, ce n'est pas pour que, sous un prétexte fallacieux ou plaisant, nous allions l'en priver et fournir à notre organisme une eau aussi indigeste que l'eau minérale. Ni l'analyse, d'ailleurs, ni l'ébullition ne saurait isoler ni détruire ce principe cholérique, dont nous ne connaissons ni les propriétés physiques ni les propriétés chimiques, et sur l'existence duquel on ne peut raisonner que par hypothèse.

CONCLUSION

On en a beaucoup trop dit sur le choléra, et les avertissements donnés au public aux fins de l'en préserver peuvent donner un pendant à la fable du pavé de l'ours.

Les journaux, en publiant sans commentaires des chiffres que le public considérait comme fort amoindris, ont chassé de la capitale un grand nombre d'étrangers et retenu au loin bon nombre de citadins qui allaient y rentrer.

Nos dames nerveuses ont été effrayées, affolées, et bon nombre se sont alitées, frappées par un mal imaginaire.

Zèle exagéré de la presse et de l'autorité, voilà l'appoint Ie plus net à porter à l'actif du choléra, qui se greffe bien plus sur les maladies à leur début qu'il n'apparaît sans leur aide.

Tous ont voulu bien faire ; mais, au lieu de prendre de deux maux le moindre, ils ont pris le plus grand et ils l'ont étendu en effrayant tous les timides.

De combien, depuis lors, le travail est-il amoindri dans ces quartiers où le bras seul subvient aux besoins de la famille.

Combien d'hôtels jadis fréquentés et remplis d'étrangers sont vides et ne le seraient pas si nos administrateurs ne s'étaient pas affolés sur la situation, non pour eux-mêmes, je les reconnais braves, mais parce qu'ils ont cru Paris en danger.

Eh bien, le danger du choléra n'est pas pire que le mal de la peur qu'ils ont créé.

Ils ont ouvert la porte à la misère aux longs bras, qui ne crée pas les épidémies, mais qui tue autant et plus qu'elles.

Interdira-t-on la foire du premier de l'an comme on

a interdit celle de Montmartre? et nourrira-t-on les marchands?

L'Administration prendra-t-elle pour compte le stock de marchandises qu'on allait exporter, et qui, aujourd'hui, est décommandé ou frappé d'embargo à la frontière? Nos ennemis ne feraient pas mieux que ce que nos trop zélés ont fait.

Si j'étais roi absolu, et qu'une calamité épidémique vînt assaillir mon peuple, je ferais en sorte de lui organiser des fêtes et je lui dirais de rire en bravant le mal : la gaieté le fait fuir, et il recule devant ceux qui le bravent.

Sur un lit de douleur, comme au sein des combats,
La mort est moins cruelle à qui ne la craint pas.

Paris. — Imp. Balitout et Cᵉ, 7, rue Baillif.

PARIS

IMPRIMERIE DE G. BALITOUT ET Cᵉ

7, RUE BAILLIF ET RUE DE VALOIS, 18.

www.ingramcontent.com/pod-product-compliance
Ingram Content Group UK Ltd.
Pitfield, Milton Keynes, MK11 3LW, UK
UKHW021034120726
13693UKWH00005B/2301